BEI GRIN MACHT SICH IHR WISSEN BEZAHLT

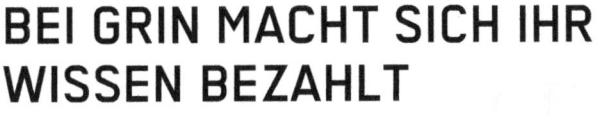

AF151639

Ernst Probst

Geneviève de Galard - Der "Engel von Dien Bien Phu"

GRIN Verlag

Bibliografische Information der Deutschen Nationalbibliothek:

Die Deutsche Bibliothek verzeichnet diese Publikation in der Deutschen National-bibliografie; detaillierte bibliografische Daten sind im Internet über http://dnb.d-nb.de/ abrufbar.

Impressum:

Copyright © 2013 GRIN Verlag GmbH
Druck und Bindung: Books on Demand GmbH, Norderstedt Germany
ISBN: 978-3-656-40206-0

Dieses Buch bei GRIN:

http://www.grin.com/de/e-book/212243/genevieve-de-galard-der-engel-von-dien-bien-phu

GRIN - Your knowledge has value

Der GRIN Verlag publiziert seit 1998 wissenschaftliche Arbeiten von Studenten, Hochschullehrern und anderen Akademikern als eBook und gedrucktes Buch. Die Verlagswebsite www.grin.com ist die ideale Plattform zur Veröffentlichung von Hausarbeiten, Abschlussarbeiten, wissenschaftlichen Aufsätzen, Dissertationen und Fachbüchern.

Besuchen Sie uns im Internet:

http://www.grin.com/

http://www.facebook.com/grincom

http://www.twitter.com/grin_com

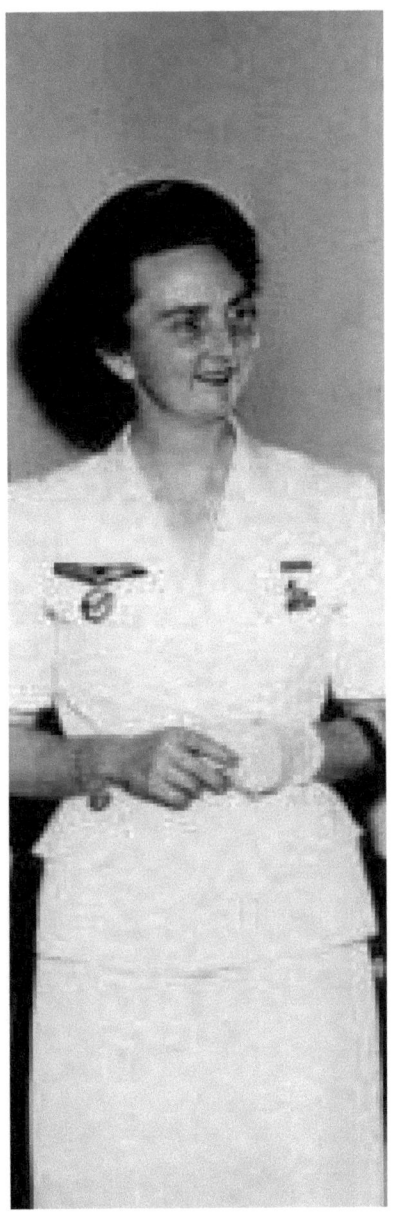

Geneviève de Galard,
„fliegende Schwester"
und „Engel
von Dien Bien Phu",
im Jahre 1954
bei ihrem Besuch
in den USA

Foto: National Library
of Medicine

Ernst Probst

Geneviève de Galard

Der „Engel
von Dien Bien Phu"

Meiner Ehefrau Doris
gewidmet

Geneviève de Galard

Der „Engel von Dien Bien Phu"

M it dem Ehrennamen „Engel von Dien Bien Phu"
würdigte man ab Mitte der 1950-er Jahre die be-
wundernswerten Leistungen der französischen Krankenschwester Geneviève de Galard Terraube. Noch während
der Kampfhandlungen mit den kommunistischen Vietminh
verlieh der französische Kommandant der Dschungelfestung Dien Bien Phu in Indochina, General Christian de
Castries, ihr die Tapferkeitsauszeichnung „Kreuz der
Ehrenlegion". Als „Fliegende Schwester" verbrachte sie bei
433 Flügen in Nordafrika und Indochina insgesamt 1.589
Stunden in der Luft.
Geneviève de Galard Terraube wurde am 13. April 1925 als
zweite Tochter und letztes Kind des Vicomte und aktiven
Offiziers Oger de Galard Terraube (1879–1934) und seiner
Ehefrau Germaine, geborene de Roussel de Préville (1893–
1971), in Paris geboren. Vicomte ist ein französischer
Adelstitel zwischen Graf und Baron. In manchen Biografi-
en heißt es irrtümlich, Geneviève sei in Südwestfrankreich
zur Welt gekommen. 21 Monate vor Geneviève hatte ihre
ältere Schwester Marie-Suzanne das Licht der Welt er-
blickt.

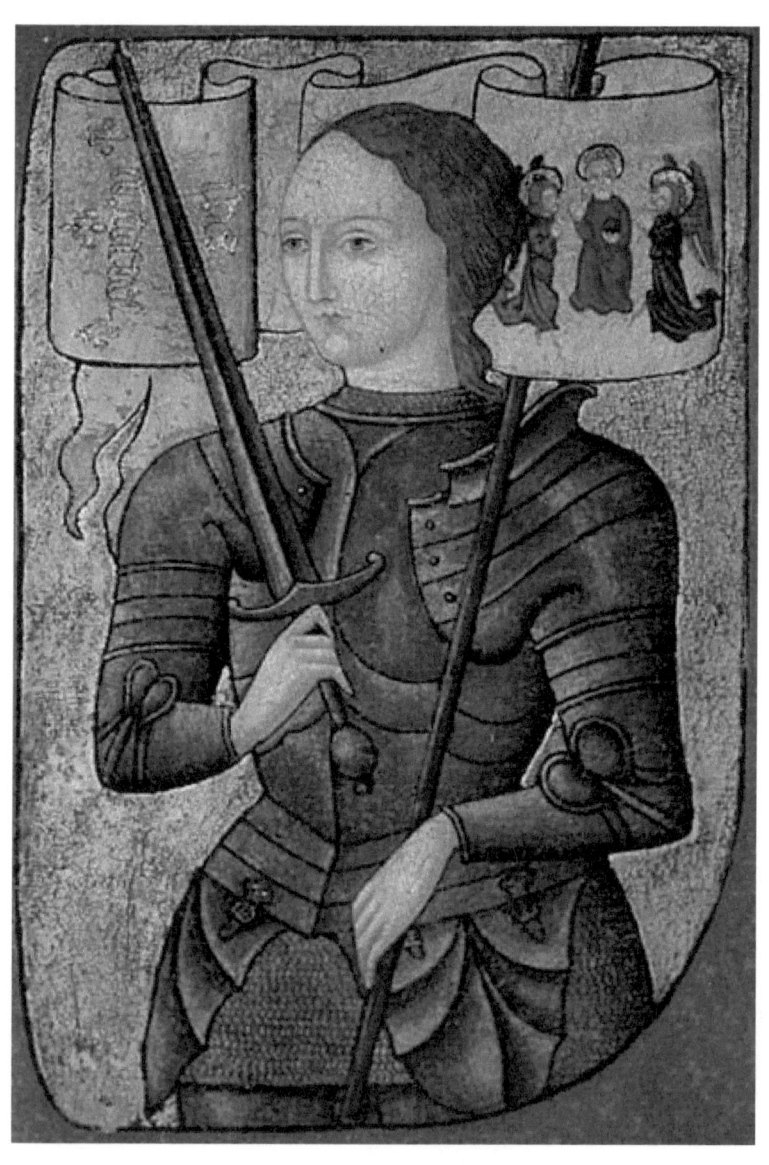

Französische Nationalheilige Jeanne d'Arc (1412–1431)

Die Vicomtesse Geneviève stammt aus einer alten Adelsfamilie in der Gascogne, die seit den Kreuzzügen im Mittelalter hervorragende Soldaten, Bischöfe und Staatsmänner hervorbrachte. Berühmt ist vor allem Hector de Galard (1415–1475), der die französische Nationalheilige Jeanne d'Arc (1412–1431) bei den Kämpfen um Orléans begleitete. Stammsitz der Familie Galard ist Chateau de Terraube im Departement Gers.

In ihrer Kindheit lebte Geneviève im 17. Arrondissement in Paris. Als sie zwei Jahre alt war, kam eine Gouvernante namens Victorine Honoré in die Familie Galard. „Torine", wie die beiden Schwestern Geneviève und Marie-Suzanne die liebevolle Gouvernante nannten, war die Tante des späteren Erzbischofs und Kardinals Jean Honoré (1920–2013) in Tours. Der Erzbischof schrieb Geneviève einige Jahrzehnte später, seine Tante habe zwei Menschen besonders geliebt, nämlich ihn und Geneviève.

Mit fünf Jahren ging Geneviève in die Privatschule „Louise de Bettignies" am Boulevard Malesherbes in Paris. Oft war sie die Klassenbeste, vor allem in Mathematik. Für Geschichte und Geographie interessierte sie sich besonders. Ihre Ferien verbrachte sie zeitweise bei ihrer Großmutter väterlicherseits, Mélanie d'Encausse de Labatut (1847–1930), oder bei ihrem Onkel väterlicherseits, Elie de Galard Terraube (1876–1956), im Chateau de Labatut in Haute Garonne. Auf einem Foto ist Geneviève zusammen mit ihrer Schwester Marie-Suzanne und mit Cousins auf der steinernen Außentreppe des Chateau de Labatut abgebildet.

Auf die glückliche Kindheit von Geneviève fiel ein dunkler Schatten, als bei ihrem Vater eine schwere Krankheit ausbrach. Drei Jahre lang wich ihre Mutter nicht von der Seite des Patienten. An einem Morgen holte die Mutter ihre

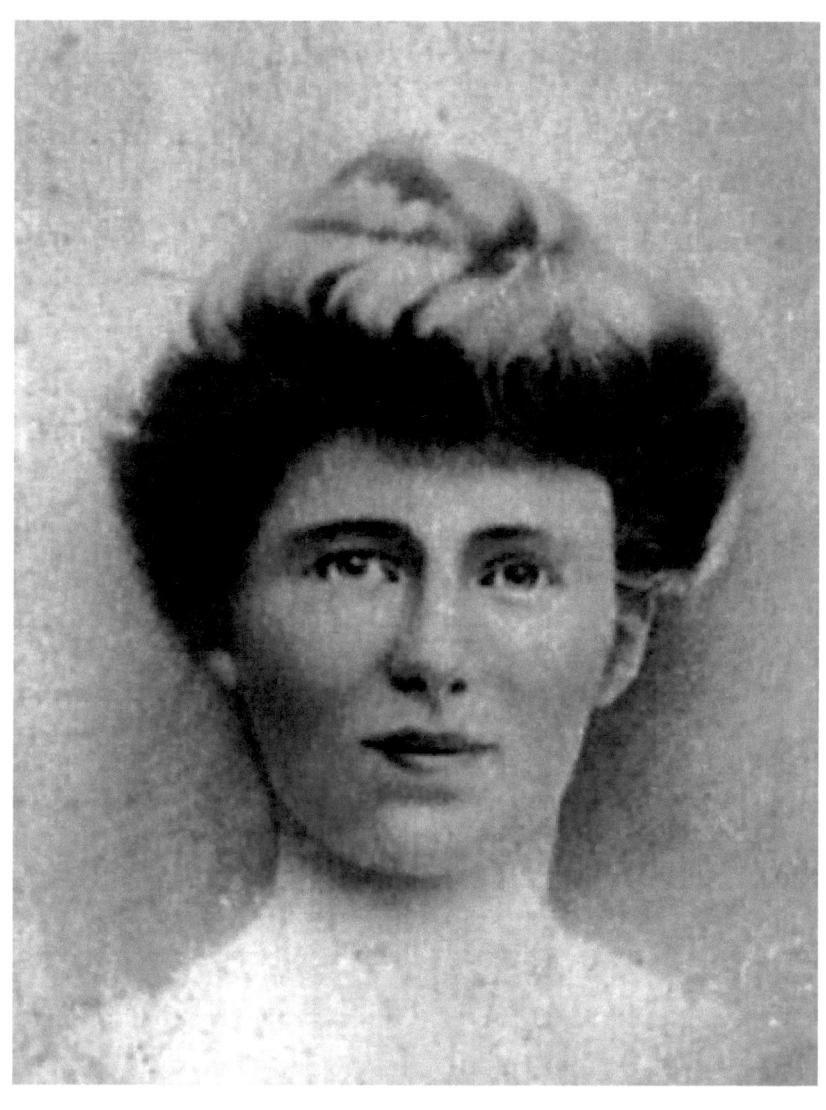

*Französische Adlige, Erzieherin, Gouvernante und Spionin
Louise de Bettignies (1880–1918)*

beiden Töchter zu ihrem Vater, damit sie ihm einen letzten Kuss geben konnten. Geneviéve war neun Jahre alt, als ihr Vater am 1. Juni 1934 im Alter von 54 Jahren starb. Seinen Tod und den Schmerz darüber hat sie nie vergessen.

Trotz der seelischen Wunden, die sie durch den frühen Tod ihres Vaters erlitten hatte, blieb Geneviève ein fröhliches Kind. Nach eigener Einschätzung war sie sehr spontan und herzlich, besaß aber in jungen Jahren wenig Selbstvertrauen. Ihre ältere Schwester Marie-Suzanne dagegen war mehr selbständig und selbstsicher und ermutigte sie dazu, auf Bäume zu klettern und Kunststücke mit dem Fahrrad zu wagen. Ein Wahrsager prophezeite Geneviève im Teenager-alter später ein ruhiges Leben und irrte sich gewaltig.

Bis zum Sommer 1939 besuchte Geneviève die Priovat-schule „Louise de Bettignies" in Paris. Jene Schule ist nach der französischen Adligen, Erzieherin und Gouvernante Louise de Bettignies (1880–1918) bezeichnet, die als „Königin der Spione" zu Ruhm gelangte. Louise trat im Februar 1915 unter dem Decknamen „Alice Dubois" als Spionin dem britschen Geheimdienst „Intelligence Service" bei. Das von ihr gegründete „Netzwerk Alice" kundschafte-te mit mehr als 80 Agenten die Gegend von Lille in Frankreich aus, die ein Dreh- und Angelpunkt der deutschen Armee war. Später breitete sich das Netzwerk nach Cambrai, Valenciennes und Saint-Quentin aus. Die Agenten beobachteten Truppenbewegungen, orteten Muni-tionslager und erleichterten auf diese Weise den Durch-marsch der alliierten Soldaten in die neutralen Niederlande. Louise war in Belgien stationiert und übermittelte Dokumente an die Briten. Am 24. September 1915 entlarvte man ihre Kollegin Marie-Léonie Vanhoute (1888–1967) alias Charlotte Lameron und am 21. Oktober 1915 Louise

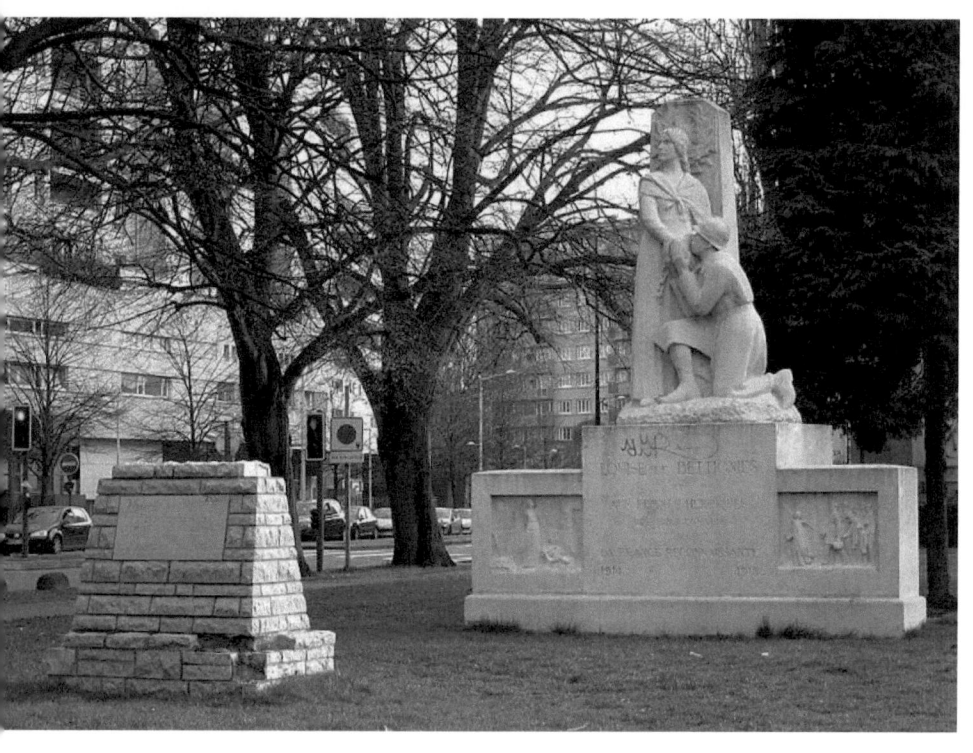

Denkmal zur Erinnerung an die französische Adlige,
Erzieherin, Gouvernante und Spionin
Louise de Bettignies (1880–1918) in Lille

de Bettignies selbst. Beide Frauen hat man am 16. März 1916 zum Tode verurteilt. Doch die Strafe für Marie-Leonie wurde in 15 Jahre Zwangsarbeit abgemildert und jene für Louise in lebenslange Haft. Die körperlich geschwächte Louise de Bettignies starb am 27. September 1918 an den Folgen einer schlecht behandelten Rippenfellentzündung in einem Gefängnis unweit von Köln.

Mademoiselle Georget, die Direktorin der Privatschule „Louise-de-Bettignies", hat ihren Schülerinnen oft über die Heldin erzählt, nach der ihre Schule benannt ist. Einmal sahen die Schülerinnen einen Film über den Arrest und den Tod von Louise de Bettignies. Dieser Streifen hinterließ bei Geneviève einen tiefen Eindruck.

Zur Zeit der Besetzung von Frankreich durch die Deutschen im Zweiten Weltkrieg (1939–1945) hielt sich die Familie Galard in Toulouse im unbesetzten Südfrankreich auf. Damals litten die Mutter und ihre beiden Töchter sehr unter Hunger und im Winter auch unter Kälte. Im Winter betrug die Zimmertemperatur im Schlafraum der Schwestern und im Esszimmer lediglich 14 Grad Celsius. Noch unangenehmer war es im Zimmer der Mutter, in dem es keinen Ofen gab. Dort betrug die Zimmertemperatur morgens nur 7 Grad. Drei Jahre lang besuchte Geneviéve in Toulouse eine katholische Klosterschule der Dominikanerinnen. 1941 absolvierte sie in Toulouse ihr erstes und 1942 ihr zweites Baccalaureate. Im Sommer 1943 kehrte die Familie Galard nach Paris zurück und erlebte dort Sirenengeheul, Bombardements und am 8. Mai 1945 das Kriegsende. Bei der Arbeit in einem Hospital für behinderte junge Menschen gewann Geneviève wichtige Erfahrungen. Ihre Schwester Marie-Suzanne heiratete 1947 und trug fortan den Familiennamen Villepin.

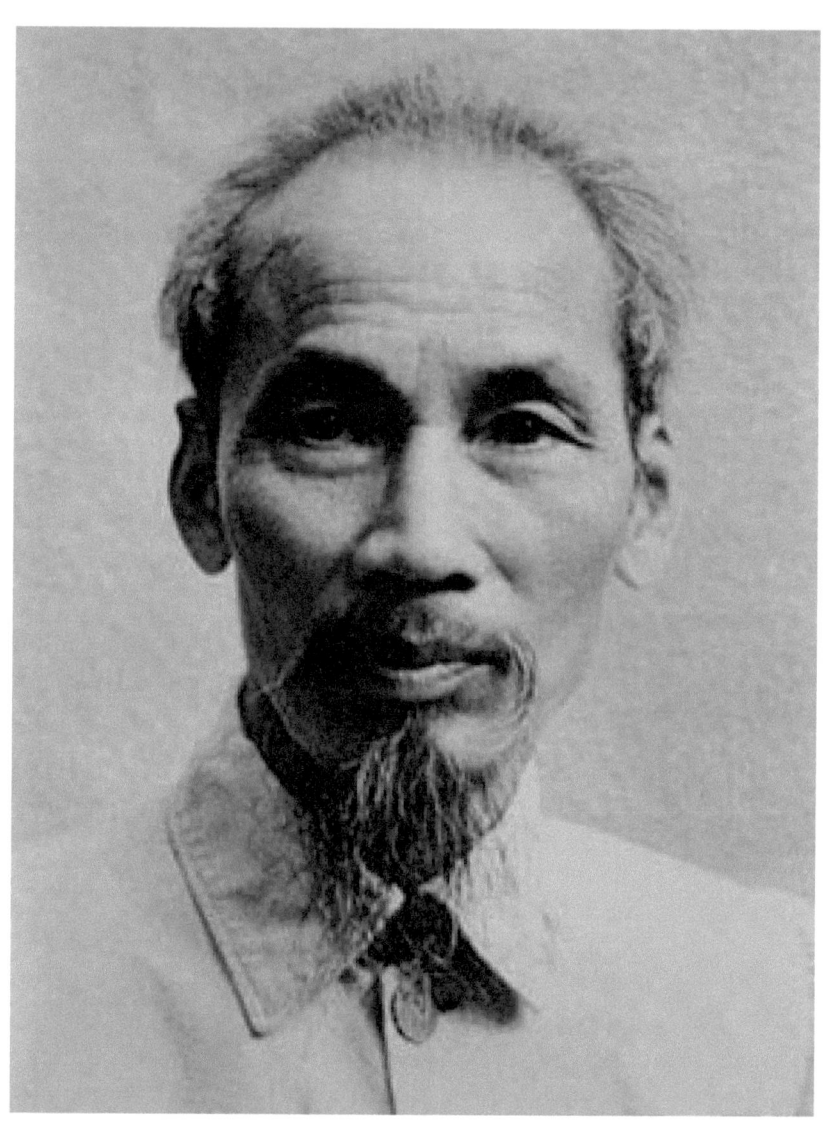

Ho Chi Min (1890–1969),
ab 1954 Staatspräsident von Nordvietnam

Nach Kunststudien an der „Ecole du Louvre" in Paris erwarb Geneviéve de Galard 1948 an der Universität „Sorbonne" in Paris ein Diplom für Englisch. Danach verbrachte sie einige Zeit in Großbritannien. Laut „Munzinger-Archiv" war sie eine gute Pianistin und Mitglied der „Jeunesse musicale". In der Ferienzeit machte sie Urlaub in Italien, Spanien und Norwegen. Als Heranwachsende träumte sie davon, in die französischen Kolonien von Marokko und Indochina zu gehen. Nach Marokko kam sie erstmals mit einer Gruppe von jungen Leuten, die per Schiff in der vierten Klasse anreisten.

1950 entschied sich Geneviève de Galard für den Beruf der Krankenpflegerin. Gegen den Willen ihrer Familie ließ sie sich zur „Fliegenden Schwester" ausbilden. Dabei war sie die Exemensbeste. Ab 1952 diente sie im Sanitätscorps der französischen Luftwaffe in Tunesien.

In Indochina arbeitete Geneviève de Galard auf eigenen Wunsch als „Fliegende Schwester". Dort kam sie Ende April 1953 während des Indochina-Krieges (1945–1954) zwischen französischen Streitkräften und Truppen der vietnamesischen Unabhängigkeitsbewegung Vietminh von Ho Chi Min (1890–1969) in Saigon an und war ab 5. Mai 1953 in Hanoi stationiert. Für ihren erster Einsatz in Indochina waren drei Monate eingeplant.

Ab September 1953 war Geneviève de Galard als „Fliegende Schwester" in der Militärbasis Maison-Blanche in Algerien stationiert. Während etlicher dienstlicher Flüge tobten Sandstürme, welche die Instrumente des Flugzeuges vom Typ „Junkers" beeinträchtigten und dem Piloten die Navigation erschwerten. Einmal landete der Pilot während eines Sandsturmes statt in der algerischen Oase Ghardia in der Wüste Sahara irrtümlich rund 300 Kilometer nordöst-

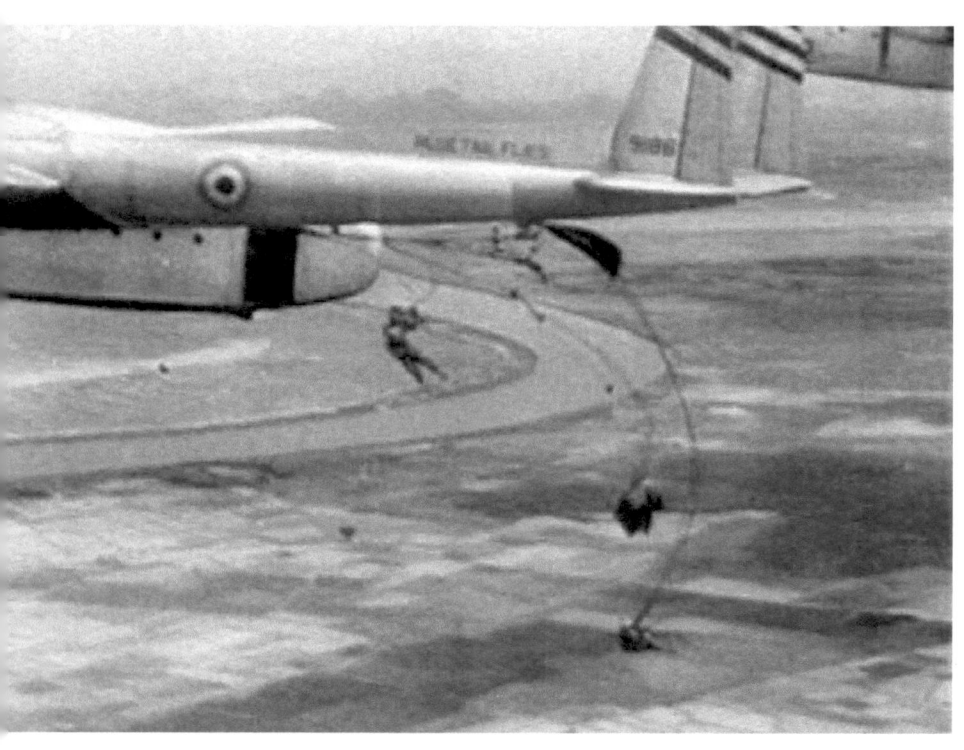

Französische Fallschirmjäger beim Absprung
über der Gegend von Dien Bien Phu in Indochina

lich dieses Zieles in Biskra. Von Maison-Blanche aus unternahm Geneviève eine private Sahara-Rundreise in südliche Regionen von Algerien, Tunesien und Marokko und lernte Land und Leute kennen.

Am 12. Januar 1954 kehrte Geneviève de Galard nach Indochina zurück. Für ihren zweiten dortigen Einsatz waren sechs Monate vorgesehen.

Nach dem Januar 1954 nahm Leutnant Geneviève de Galard als Transport-Begleitschwester an Evakuierungsflügen aus der französischen Dschungelfestung Dien Bien Phu in Nordvietnam teil. Ihre Patienten waren zunächst Soldaten mit allerlei Krankheiten, später aber nach dem Beginn der „Schlacht von Dien Bien Phu" am 13. März 1954 immer mehr Verwundete, die bei den Kämpfen schwere Verletzungen erlitten hatten. Die Evakuierungsflüge wurden immer gefährlicher, weil die Maschinen mit dem Zeichen des „Roten Kreuzes" mitten im heftigen Sperrfeuer der Vietminh landen mussten. Das „Rote-Kreuz-Zeichen" bot auf beiden Seiten keinen Schutz.

Am 28. März 1954 landete ein Transportflugzeug des Typs „C-47" mit Genevéve an Bord im Schutz der Dunkelheit und in dichtem Nebel unsanft auf der Rollbahn der Festung Dien Bien Phu. Einer der Motoren berührte einen Stacheldrahtzaun, wobei eine Ölleitung beschädigt wurde. Mechaniker konnten die Unglücksmaschine nicht sofort reparieren. Bei Tageslicht wurden das Flugzeug und die Rollbahn von der Artillerie der Vietminh zerstört. Geneviève konnte nun nicht mehr aus der Festung zurückfliegen. Während der Woche, in der dies geschah, waren acht andere „C-47" von den Vietminh in Brand geschossen worden.

In der von bis zu 65.000 Vietminh eingeschlossenen Dschungelfestung Dien Bien Phu mit 16.000 Soldaten

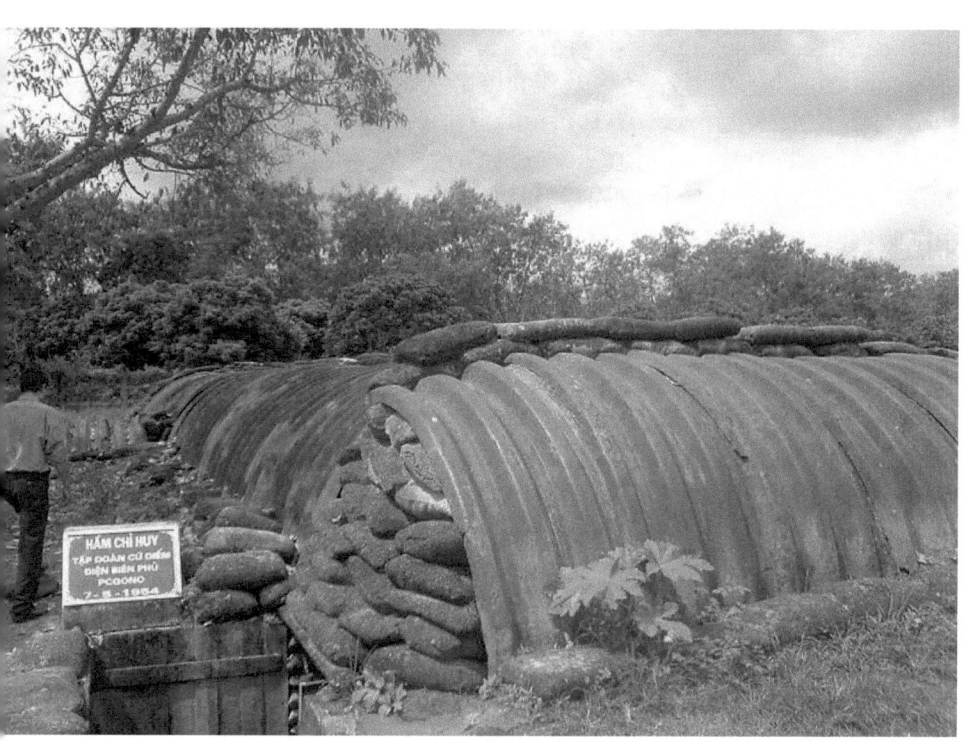

Bunker der französischen Dschungelfestung Dien Bien Phu in Indochina

harrte Geneviève in der Folgezeit als einzige Kranken-schwester bei den zahlreichen Verwundeten und Sterbenden aus. Im unterirdischen Bunker assistierte sie täglich bei mehr als 20 Operationen, pflegte Schwerverletzte, tröstete Sterbende und fand kaum noch Schlaf.

Vorgesetzter von Geneviève de Galard in Dien Bien Phu war der flämische Oberstabsarzt Dr. Paul Grauwin (1914–1989), ein fähiger Chirurg mit enormer Körperkraft und großer Herzensgüte. Er war erst am 18. Februar 1954 in der Dschungelfestung eingetroffen. Die Männer des medizini-schen Personals zeigten sich anfangs besorgt die Anwesen-heit von Geneviève. Diese war nicht nur die einzige Krankenschwester, sondern auch die einzige Französin in der Festung, weil der Kommandant Castries seine Sekretärin Faule Bourgeade zuvor weggeschickt hatte. In zwei Bordells, die von den französischen Soldaten besucht wurden, gab es nur algerische und vietnamesische Prostituierte. Ihrem speziellen Status in Dien Bien Phu verdankte Geneviève de Galard Terraube eine mit Fall-schirmseide gesäumte Unterkunft mit Bett und Stuhl. Im Camp sprach man die adlige Krankenschwester nur mit ihrem Vornamen Geneviève an.

Das medizinische Personal in Dien Bien Phu leistete schier Übermenschliches. Oft war sogar dem erfahrenen Chirur-gen Paul Grauwin zum Heulen zumute. Der Anblick zerschmetterter Körper und abgerissener Köpfe grauste ihn und machte ihn wütend. Mit nacktem Oberkörper operierte er, sägte Knochen, entrollte Eingeweide und schloss Brustkorbverletzungen. Leichen ließ er mit Lastenwagen zu von Bulldozern ausgehobenen Gräben wegschaffen. Wenn er sich endlich einige Stunden ausruhen wollte, musste er über einen Haufen amputierter Gliedmaßen steigen, um zu

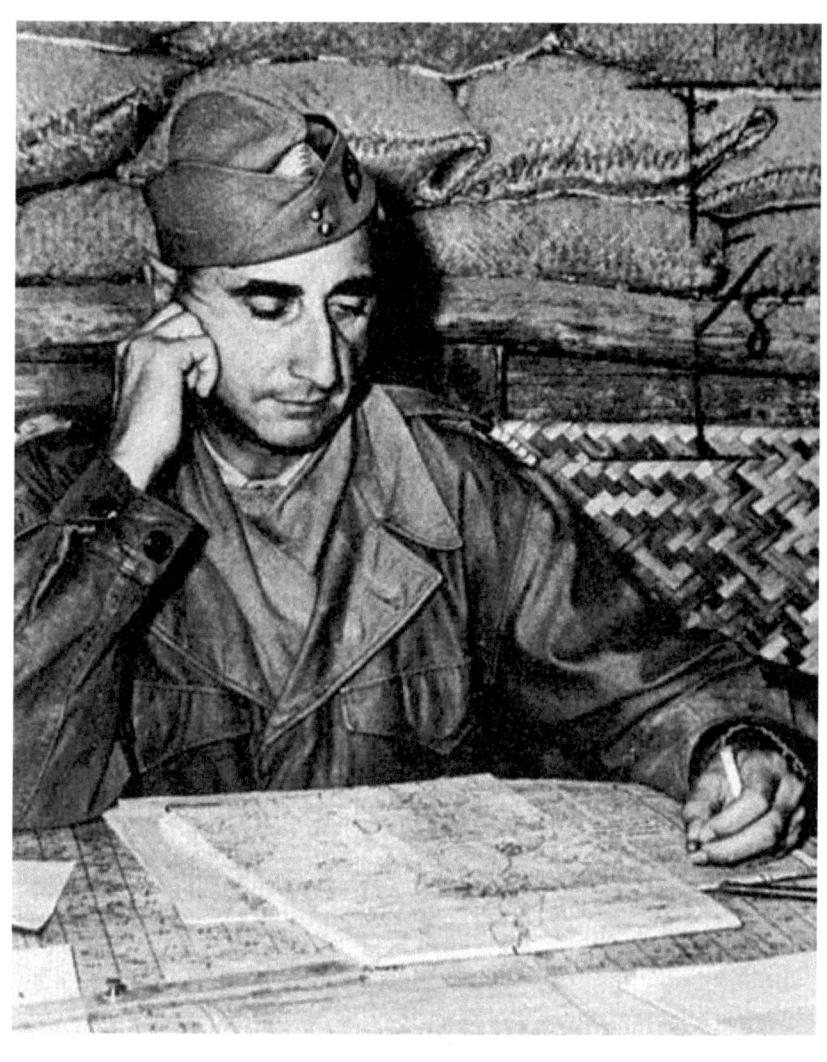

Französischer Kommandeur von Dien Bien Phu,
General Christian Marie
Comte de La Croix de Castries (1902–1991)

20

seinem Unterstand zu gelangen. Unterstützt wurde Grauwin von den Ärzten Jacques Gindrey und Jean Vidal.

Als Oberstabsarzt Grauwin am 31. März 1954 wieder einmal über Schwerverwundete zum Operationstisch stieg, hörte er das Schluchzen von Geneviève de Galard. Sie lehnte an der Wand und weinte. Geneviève war seit drei Tagen mit der Besatzung ihres zerstörten Flugzeugs in der Festung, hatte unermüdlich geholfen und freundlich gelächelt. Aber nun schien sie körperlich und seelisch am Ende.

Wenn die Lage in der heftig umkämpften Dschungelfestung Dien Bien Phu nicht so schlecht gewesen wäre, wäre Geneviève beim Lesen eines Briefes ihrer Mutter im April 1954 in schallendes Gelächter ausgebrochen. Germaine de Galard hatte in Unkenntnis der tatsächlichen Situation in der Dschungelfestung geschrieben, sie sei nicht unglücklich darüber, dass ihre Tochter in Dien Bien Phu sei, denn dort sei sie nicht – wie zuvor als „Fliegende Krankenschwester" – durch einen Flugzeugabsturz in Gefahr.

Auf Einladung von Fallschirmjäger-Oberst Pierre Langlais (1909–1988) kam Geneviève de Galard am Abend des 29. April 1954 zum Essen in die Messe des Hauptgefechtsstandes von Dien Bien Phu. Dort sagte der französische Kommandeur, General Christian Marie Comte de La Croix de Castries (1902–1991), zu ihr: „Ich hab' was für Sie, Geneviève". Anschließend nahm der erst zwei Wochen zuvor vom Oberst zum Brigadegeneral beförderte Castries aus einer Schublade ein „Kreuz der Ehrenlegion", das ein Fallschirmjägeroffizier ausgeliehen hatte Dann heftete er das „Kreuz der Ehrenlegion" zusammen mit einem Kriegskreuz („Croix de Guerre"), das Langlais in einer Offizierskiste gefunden hatte, Geneviève an die Brust. So

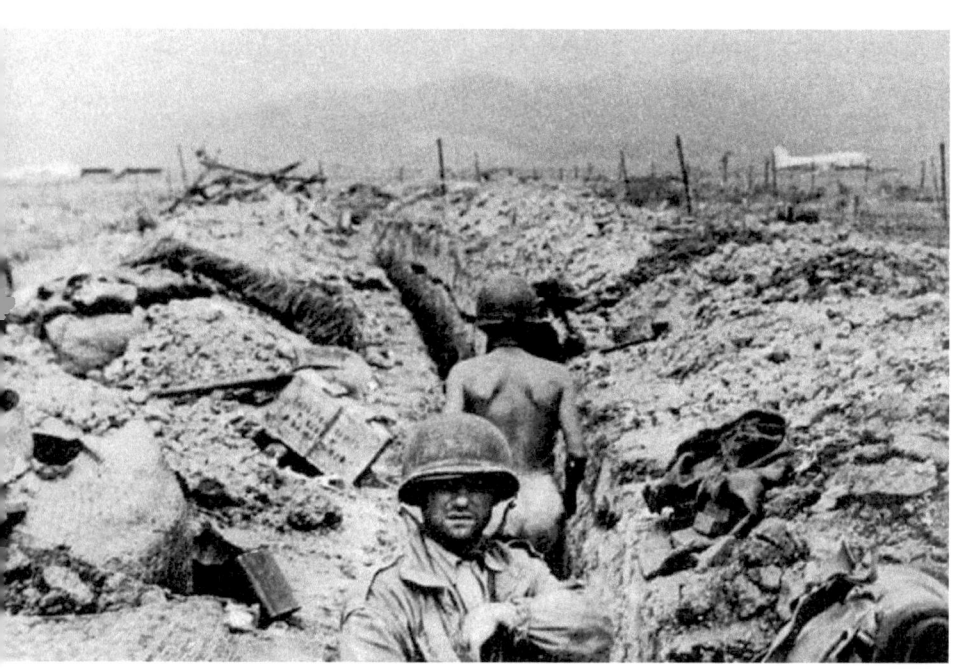

*Französische Soldaten 1954 in Dien Bien Phu
im Schützengraben*

wird es in dem Buch „Der Fall von Dien Bien Phu. Des weissen Mannes Stalingrad in Indochina" (1964) des Historikers Jules Roy geschildert. Geneviéve war nun „Ritter der Ehrenlegion".

Christian Marie de Castries war zum General ernannt worden, obwohl er sich als Kavallierieoffizier als unfähig für den Verteidigungskrieg erwiesen hatte. Den Kommandeur der französischen Truppen in der Schlacht von Dien Bien Phu hatte man in Deutschland in unguter Erinnerung. Gegen Ende des „Zweiten Weltkrieges" war er als Major in der 1. französischen Armee unter General Jean de Lattre de Tassigny (1889–1952) im April 1945 am Vormarsch in Südwestdeutschland beteiligt gewesen. In seinen Verantwortungsbereich fiel dabei die weitgehende Zerstörung der unbefestigten württembergischen Stadt Freudenstadt durch Artilleriefeuer.

Am 30. April 1954 ernannte man Geneviève de Galard an der Seite von Lieutenant Colonel Marcel Bigeard (1916–2010, dem Kommandeur des 6. Fallschirmbatallions, zum Ehrenmitglied der französischen Fremdenlegion („Légionnaire de 1ère classe"). Der 30. April gilt als höchster Gedenktag der Fremdenlegion. Er wird alljährlich zu Ehren der Gefallenen des Gefechtes vom 30. April 1863 zwischen 65 Fremdenlegionären und 2.000 Mexikanern um die Hazienda Camerone in Mexiko abgehalten. Nach der Preisverleihung erklärte Geneviève ihrem Förderer Oberst Pierre Langlais bei den Fremdenlegionären, wenn sie ihm jemals wieder lebend begegne, zahle sie ihm eine Flasche Champagner, egal wo sie sich träfen. Langlais hatte im April 1954 den Vorschlag für die Auszeichnung von Geneviève verfasst und wärmstens begründet. Besonders hob er hervor, dass sie vom 30. März bis zum 2. April 1954 auf eigene Initiative unter feindlichem Artilleriebeschuss verwundete Soldaten medizinisch versorgt hatte. Für die Soldaten von Dien Bien Phu werde sie immer die pure Inkarnation der heroischen Tugenden einer französischen Krankenschwester sein.

Einen Tag vor dem Ende der „Schlacht von Dien Bien Phu" lag Geneviève de Galard am 6. Mai 1954 im Unterstand des Festungskommandaten unter einem Tisch auf einer Matratze aus Fallschirmen. Dort saß auch Marcel Bigeard, der erleichtert war, dass sein 1. Kolonialfallschirmjäger-Bataillon nicht mehr in letzter Minute geopfert werden sollte.

Nach 57-tägiger Belagerung durch die Vietminh ging den französischen Truppen in der Dschungelfestung Dien Bien Phu die Munition aus. General de Castries musste am 7. Mai 1954 die Festung übergeben. Castries geriet mit rund 10.800 Mann, die während der Belagerung nur sehr wenig geschlafen hatten, in vietnamesische Gefangenschaft. Vom 8. Mai bis zum 21. Juli 1954 tagte die Indochina-Konferenz in Genf, an der die beiden Kriegsparteien Frankreich und Demokratische Republik Vietnam sowie die USA, China, Großbritannien, die Sowjetunion, Vietnam, Laos und Kambodscha teilnahmen. Dabei verständigte man sich auf einen Waffenstillstand. Dieses „Genfer Abkommen" beendete den Indochinakrieg und die französische Kolonialzeit in Asien.

Nach viermonatiger Gefangenschaft ließen die Vietminh den französischen General de Castries wieder frei. Viel schlechter als ihrem Kommandeur erging es den meisten Soldaten. Laut „Wikipedia" sind 2.299 Soldaten Frankreichs gefallen und 5.193 verwundet worden. Rund 1.600 Soldaten auf französischer Seite desertierten. Von den rund

24

10.800 Kriegsgefangenen überlebten nur 3.290 Mann. Castries genoss ab 1959 seinen Ruhestand.

Der Fall von Dien Bien Phu löste in weiten Teilen der Welt große Bestürzung aus. Die Niederlage von Frankreich wird vor allem auf eine Unterschätzung des Feindes und eine geographische Fehlentscheidung bei der Wahl des Festungs-Standortes in einer von Hügeln umgebenen Talmulde zurückgeführt. General Henri Navarre (1898–1983), der Oberbefehlshaber der Kolonialtruppen in Indochina, hatte irrtümlich geglaubt, die Vietminh könnten keine schweren Flak- und Artilleriegeschütze auf die umgebenden Hügel heranschaffen. Dien Bien Phu sollte vor allem aus der Luft versorgt werden, weil es über den Landweg nur schwer erreichbar war. Die Vietminh konnten aber bereits am ersten Tag die wichtigste Landebahn schwer beschädigen. Als im März 1954 die Flugplätze in Dien Bien Phu ausfielen, diskutierte man sogar den Einsatz amerikanischer Atomwaffen, den aber Großbritannien ablehnte.

Der deutsch-französische Journalist und Publizist Peter Scholl-Latour kommentierte später die Schacht von Dien Bien Phu in seinem Buch „Der Tod im Reisfeld – 30 Jahre Krieg in Indochina" (1980) mit folgenden Worten: „Die Überlebenden von Dien Bien Phu erzählten von der Schlacht, vom Versagen der Führung, von der schecklichen Überraschung, als plötzlich Artilleriefeuer auf ihre unzureichenden Stellungen trommelte. Ein Thai-Bataillon war sofort übergelaufen. Die übrigen farbigen Truppen hatten sich passiv verhalten und Deckung gesucht. Wirklich gekämpft bis zum letzten Erdloch und bis auf Messer hatten lediglich die französischen Fallschirmjäger, und die Fremdenlegionäre, zu 80 % Deutsche, seien zum Sterben angetreten wie in einer mythischen Gotenschlacht."

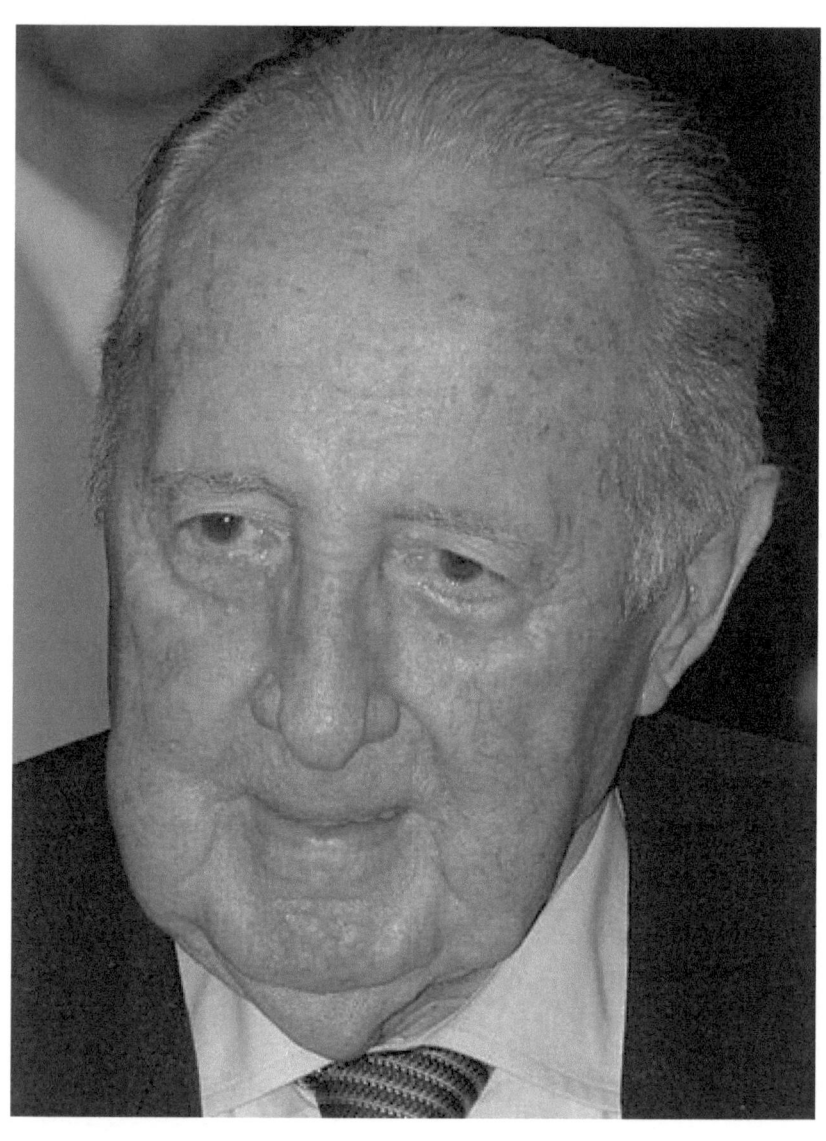

Deutsch-französischer Journalist und Publizist
Peter Scholl-Latour

26

Geneviève de Galard und dem übrigen medizinischen Personal wurde nach dem Fall von Dien Bien Phu von den Vietminh sofort die Freiheit angeboten. Doch Geneviève blieb bei den verwundeten französischen Soldaten. Weil die Vietminh medizisches Material konfiszierten, deponierte sie dieses in geheimen Verstecken – zum Beispiel unter ihrem Bett, um darauf im Bedarfsfall zurückgreifen zu können.

Erst auf ausdrücklichen Befehl ihrer Vorgesetzten flog Geneviève de Galard einige Zeit später am 24. Mai 1954 ab. Sie war 17 Tage lang eine Gefangene der Vietminh gewesen. Es heißt, sie habe während der Belagerung von Dien Bien Phu rund 20 Kilogramm Gewicht verloren. Nach ihrer Ankunft in Hanoi erklärte sie bei einer Pressekonferenz standhaft vor Dutzenden von Journalisten: „Ich habe beschlossen, dass ich nichts zu sagen habe". Schon vor ihrer Freilassung hatte sie verlockende Angebote über die exklusive Verwertung ihrer Erlebnisberichte erhalten und abgelehnt.

Bei ihrer Ankunft auf dem Flughafen Paris-Orly am 1. Juni 1954 warteten Journalisten und ihre glückliche Mutter auf Geneviève de Galard. Nach der Rückkehr in Frankreich berichteten die Medien oft über sie. Die französische Zeitung „Paris Match" zeigte ein Foto von ihrer Ankunft in Luang Prabang am Tag ihrer Freilassung auf der Titelseite. „Time magazine" präsentierte den Artikel „Angel Returns". Papst Pius XII. (1876–1958) würdigte ihre Verdienste mit einem Rosenkranz und einer persönlichen Botschaft.

Noch während der Gefangenschaft von Geneviève de Galard im Mai 1954 in Indochina hatte die amerikanische Kongressabgeordnete Frances P. Bolton (1885–1977) den US-Außenminister John Foster Dulles (1888–1959) dazu

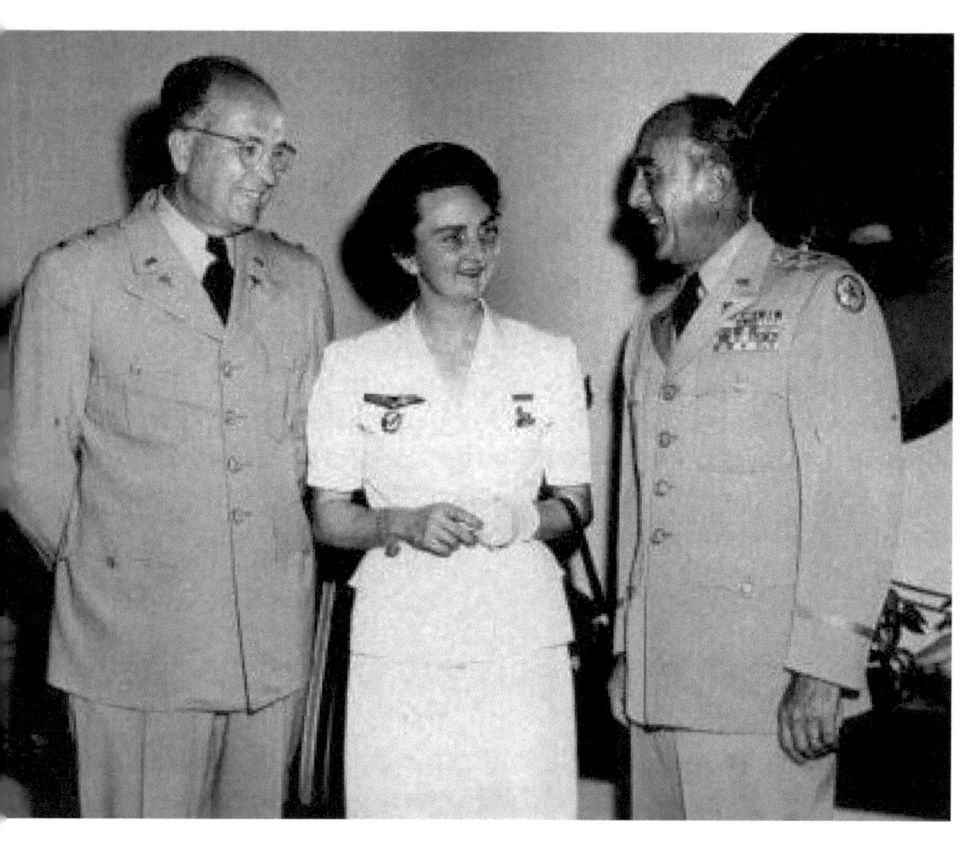

Geneviève de Galard (Mitte)
bei ihrem Besuch in den USA im Juli 1954.
Neben ihr stehen die amerikanischen Generalärzte
Leonard D. Heaton (1902–1983)
und George E. Armstrong (rechts)

aufgefordert, die heldenhafte französische Krankenschwester in die USA einzuladen. Im Sommer 1954 reiste Geneviève de Galard – als dritter offizieller Staatsgast des amerikanischen Kongresses – drei Wochen lang durch die USA.

Geneviève de Galard wurde am 26. Juli 1954 in New York City von Bürgermeister Robert Wagner (1910–1991) und schätzungweise 250.000 Zuschauern triumphal empfangen. Zusammen mit der Kongressabgeordneten Frances P. Bolton und Botschafter Richard C. Patterson junior (1904–1966) fuhr sie im offenen, schwarzen Cadillac, der eine lange Autokolonne anführte, auf dem Broadway, wo ihr Men-schenmassen zujubelten, zur „City Hall". Immer wieder ertönten bei der Konfettiparade die Rufe „Vive la France!", „Bravo!" und „Vive Geneviève!": Die Kongressabgeordnete Bolton rühmte sie als ein „Symbol der heroischen Weiblichkeit in der freien Welt". Zu Ehren von Geneviève gab es einen Empfang im Rathaus von New York City.

In einer „C-47" der „U.S. Air Force" flog Geneviève de Galard zu einem dreitägigen Aufenthalt in die Hauptstadt Washington. Auf dem Flughafen überreichte man ihr symbolisch die Schlüssel der Stadt. Zu denen, die sie willkommen hießen, gehörten der französische Botschafter Henri Bonnet (1888–1978) und seine Gattin. Im Capitol applaudierten ihr alle Mitglieder stehend. Bei einer feierlichen Zeremonie auf der Terrasse des „Weißen Hauses" in Washingon überreichte der amerikanische Präsident Dwight D. Eisenhower (1890–1969) am 29. Juli 1954 an Geneviève de Galard die Freiheitsmedaille („Presidential Medal of Freedom" und bezeichnete sie als „Frau des Jahres". Der Erste, der die Freiheitsmedaille erhielt, war der

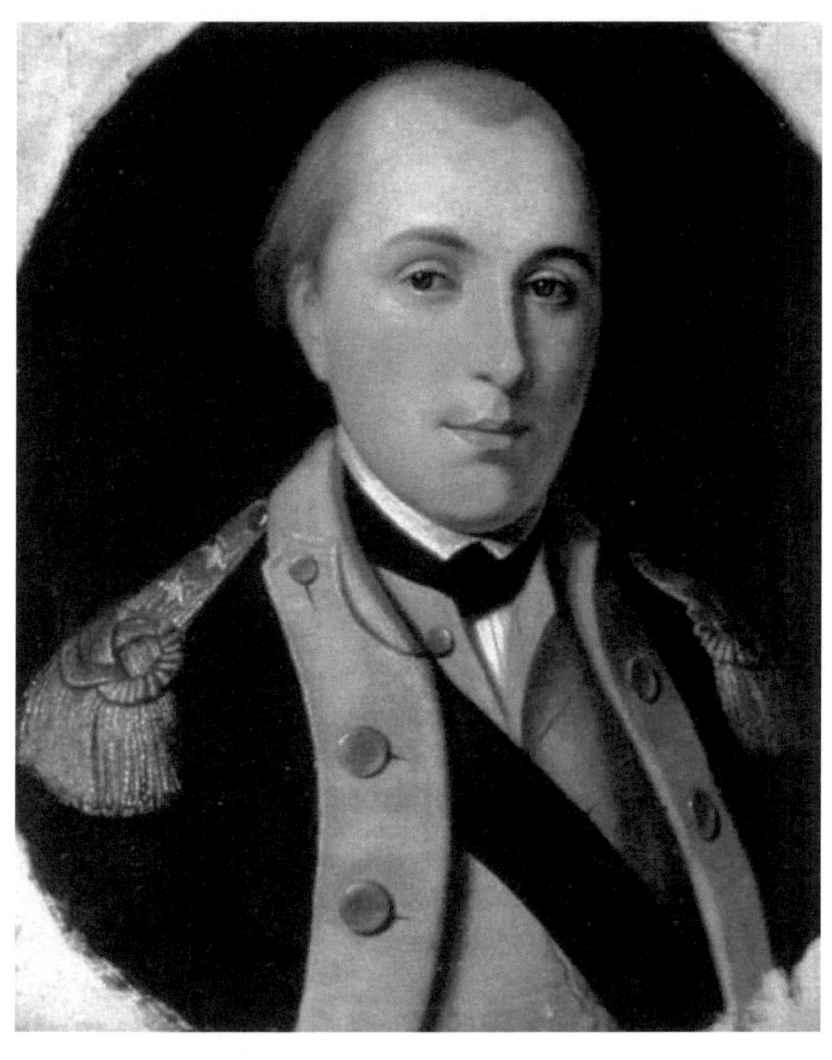

Französischer Freiheitsgeneral
Marie Joseph Motier Marquis de Lafayette (1757–1834)

französische Freiheitsgeneral Marie Joseph Motier Marquis de Lafayette (1757–1834, der Zweite der ungarische Revolutionär Lajos Kossuth (1802–1894).

Geneviève de Galard betrachtete sich selbst nie als Heldin. Nach der Entgegennahme der Freiheitsmedaille in Washington durch den amerikanischen Präsidenten erklärte sie, sie verdiene diese Ehre nicht. Sie habe nur getan, was jede Krankenschwester tun würde.

In den USA erhielt Geneviève de Galard von der amerikanischen Presse den legendären Namen „Engel von Dien Bien Phu" („Angel of Dien Bien Phu"). Anschließend unternahm sie eine Tour durch sechs Bundesstaaten der USA und erschien vor großen Menschenmengen in Cleveland, Chicago, Denver, San Francisco, Dallas und New Orleans. Der Nationalfriedhof der USA („Arlington National Cemetery") war der erste Soldatenfriedhof, den sie besuchte. Besonders genoss sie einen Flug über die Naturschönheiten des Grand Canyons.

Nach ihrem Besuch in den Vereinigten Staaten kehrte Geneviève de Galard wieder nach Paris zurück. Im Gegensatz zu manchen ihrer Kameraden/innen, welche der Hölle des Indochinakrieges entronnen waren, führte sie fortan kein normales, ruhiges Leben. Sie erhielt zahllose briefliche und telefonische Anfragen unterschiedlicher Art. Oft bat man sie, eine Rede zu halten, doch sie wollte keine Vollzeit-Rednerin werden. Mitunter wurden ihr Journalisten lästig. An dem Rummel um ihre Person hatte sie zeitweise wenig Freude. Für einen Film über sie mit der französischen Schauspielerin und Tänzerin Leslie Caron in der Hauptrolle gab sie nicht ihre Zustimmung. In ihrer Freizeit besuchte sie oft verwundete Soldaten im Val-de-Grâce-Hospital.

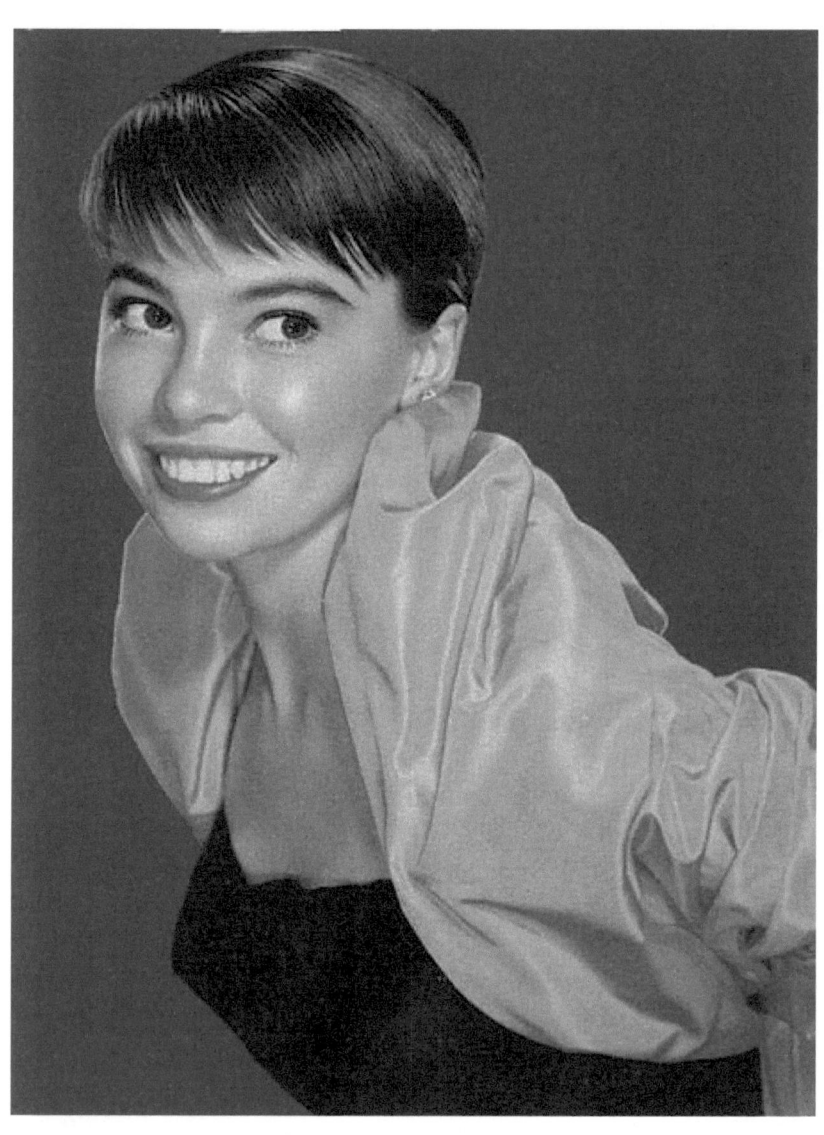

Französische Schauspielerin und Tänzerin
Leslie Caron

Einige Monate nach dem Ende ihres Vertrages als „Fliegende Schwester" für die französische Luftwaffe begann Geneviève de Galard ein Praktikum an einem großen Reha-Zentrum in New York City. Dieses Reha-Zentrum wurde von dem amerikanischen Arzt Howard A. Rask geleitet.

Im November 1954 unternahm Geneviève de Galard einen Flug nach Saigon in Südvietnam. Dort traf sie den Arzt Jacques Gindrey wieder, der wie sie in Dien Bien Phu gearbeitet hatte. Nach der Rückkehr in Frankreich nahm sie in Bayonne an einer Zeremonie für die in Dien Bien Phu gefallenen Soldaten teil. Im Februar 1955 machte sie in einem Chalet in Mirabel, das für fliegendes Personal der französischen Luftwaffe reserviert war, einen Skiurlaub. An den ersten Abenden schlief sie bereits um 20.30 Uhr ein. Es folgte ein zweimonatiger Einsatz in Algerien mit Flügen in die Sahara.

Von Mai bis Juli 1955 arbeitete Geneviève de Galard als „Fliegende Krankenschwester" in Südvietnam. Bei ihren Einsätzen half sie meistens Menschen, die durch Minen verletzt worden waren. Eines Tages begegnete sie wieder Doktor Paul Grauwin. Mitte Juli 1955 erlosch erneut ihr Vertrag mit der französischen Luftwaffe.

Mit 31 Jahren heiratete Geneviève de Galard am 14. Juni 1956 in der katholischen Kirche „Saint Louis des Invalides" in Paris den französischen General Jean de Heaulme de Boutsocq. Die Braut trug einen Schleier und ein langes, weißes Kleid, der Bräutigam eine mit Orden geschmückte Uniform. Dem hochgewachsenen, schlanken und eine Brille tragenden Offizier war sie 1953 bei einem Dinner mit dessen Vater in Hanoi erstmals begegnet. Jean de Heaulme hatte in Indochina als Captain gedient. Er sprang nördlich von Dien Bien Phu im Hill Country mit dem Fallschirm ab und organsierte den Widerstand von Einheimischen gegen die kommunistischen Streitkräfte. Nach den Generälen Réne Cogny und Jean Dechaux war er der Dritte, der 1954 der von den Vietminh freigelassenen Geneviève in Hanoi die Hand geschüttelt hatte.

Aus der Ehe von Jean und Geneviève de Heaulme gingen im Laufe der Zeit drei Kinder hervor: François, Véronique und Christophe. In Büchern, Zeitungen, Zeitschriften und im Internet wird Geneviève meistens mit ihrem berühmten Mädchennamen de Galard statt mit ihrem Ehenamen de Heaulme erwähnt, wenn Ereignisse nach der Eheschließung geschildert werden.

Von 1957 bis 1959 arbeitete Geneviève de Galard am „Centre de Rééducation des Invalides" in Paris. Dort begegnete sie wieder Männern, die in Dien Bien Phu schwer verwundet worden waren, Arme oder Beine verloren hatten und nun Prothesen trugen.

Jean de Heaulme, der Ehemann von Geneviève, hatte 1959 einen Einsatz auf der Insel Madagaskar, die kurz zuvor eine autonome Republik geworden war. Als Jean seinen Dienst als Ratgeber für Sicherheit und Verteidigung des Chefs der Provinz Fianarantsoa auf der Insel antrat, war der älteste Sohn François des Ehepaares drei Monate alt. Geneviève war auf Madagaskar ein halbes Jahr lang „nur" Frau und Mutter.

1963 sah Geneviève de Galard bei einer Autofahrt mit ihrem Ehemann Jean de Heaulme ihren Förderer bei den Fremdenlegonären, Pierre Langlais, in Paris wieder. Sie stieg aus dem Wagen, umarmte ihn und machte ihr Versprechen wahr, ihm eine Flasche Champagner zu spenden.

Ab 1967 war Geneviève de Galard ein Mitglied der „National Association of the Veterans of Dien Bien Phu". Diese Association war in Pau im Departement Pyrénées-Atlantiques stationiert.

Die Karriere ihres Ehemannes brachte für Geneviève de Galard manchen Ortswechsel mit sich. Als ihr Mann Kommandeur des 2. Regiments der Marines in Le Mans wurde, traf sie sich oft mit Familien anderer Soldaten und linderte die Isolation der Soldatenfrauen, wenn deren Ehemänner wegen eines Einsatzes andernorts abwesend waren. Auf Le Mans folgte ein Ortswechsel der Familie von Geneviève nach Luneville.

„Catholic Relief" rief 1975 französische Familien dazu auf, in den Sommerferien „verlorene Kinder" aus Kambodscha bei sich aufzunehmen. Im April jenes Jahres hatten die kommunistischen „Roten Khmer" die kambodschanische Hauptstadt Pnom Penh eingenommen und fortan ein Schreckensregiment praktiziert. Dem Hilferuf von „Catholic Relief" folgte auch die Familie von Geneviève. Sie nahm im August 1975 den 16-jährigen Kun bei sich auf. Obwohl Geneviève alles tat, um den Aufenthalt des jungen Mannes so angenehm wie nur möglich zu gestalten, tat dieser sich schwer in dem fremden Land, alleine und ohne Nachrichten von seiner Familie. Nach mehr als drei Jahre dauernden Bemühungen von Geneviève durften Kun und seine Familie endlich nach Frankreich ausreisen. Dies war erst möglich geworden, als die Mutter von Kun mit fünf Kindern nach Ho Chi Min City in Vietnam flüchten hatte können.

Ein wichtiges Anliegen war für Geneviève stets die Verbesserung der Lebensumstände von französischen und vietnamesischen Veteranen. Zusammen mit ihrem Ehemann unterstützte die gläubige Katholikin die 1938 von Marguerite Hoppenot (1901–2011) gegründete katholische Bewegung „Sève".

1983 wählte man Geneviève in den Rat des 17. Arrondissements in Paris. Diese Funktion hielt sie 18 Jahre lang inne. Ihr besonderes Augenmerk galt Benachteiligten und Behinderten. Zusammen mit ihrem Ehemann Jean besuchte Geneviève 2001 privat Vietnam.

Auf Wunsch französischer Veteranen veröffentlichte Geneviève 2003 kurz vor dem 50. Jahrestag des Falls der Dschungelfestung Dien Bien Phu zusammen mit Béatrice Bazil unter dem Titel „Une femme a Dien Bien Phu" ihre Memoiren in französischer Sprache. Dieses Werk erschien in mehreren Auflagen und wurde mit dem „Grand Prix de L'Academie de Sciences Morales et Politiques" ausgezeichnet.

Der französische Staatspräsident Jacques Chirac verlieh Geneviève de Galard 2004 das „Kommandeurskreuz der Ehrenlegion". Am 19. November 2008 ernannte man sie zum „Grand Officier de l'Ordre du Mérite". Zu ihren zahlreichen Auszeichnungen gehören auch die „Médaille de l'Aeronautique", die „Médaille de la Sante Publique" und die „Palmes Académiques)

2010 erschienen die Memoiren von Geneviève de Galard unter dem Titel „The Angel von Dien Bien Phu. The Sole French Woman at the Decisive Battle in Vietnam" auch in englischer Sprache. Als Übersetzerin fungierte Isabelle Surcouf Toms. Im Oktober 2010 folgte die 85-jährige Geneviève einer Einladung der „Assocation of the United States Army Convention" in Washingon, D.C., hielt eine Rede und traf sich mit amerikanischen Krankenschwestern.

Meilensteine der Medizin

Vor mehr als 50.000 Jahren: Die früheste Operation in der Geschichte der Menschheit wurde vielleicht schon zur Zeit der so genannten späten Neandertaler vor mehr als 50.000 Jahren vorgenommen. Dabei handelt es sich möglicherweise um die Amputation eines Armes an einem Neandertaler, dessen fossile Skelettreste in Shanidar (Irak) entdeckt wurden.

Um 5500–4900 v. Chr.: Die Bauern der Linienbandkeramischen Kultur, deren Name auf der bänderartigen Verzierung ihrer Tongefäße beruht, nehmen Schädeloperationen (Trepanationen) vor. Einer der frühesten misslungenen Eingriffe ist aus dem Gräberfeld von Höhnheim-Suffelsweyersheim im Elsaß (Frankreich) bekannt.

Um 5500–4900 v. Chr.: Die früheste Einrichtung und Ruhigstellung eines gebrochenen Armes kennt man aus der Zeit der erwähnten Linienbandkeramischen Kultur. Sie erfolgte bei einem Mann aus dem Gräberfeld vom Viesenhäuser Hof bei Stuttgart-Mühlhausen, dessen linker Unterarm gebrochen war und dank medizinischer Fürsorge gut verheilt ist.

5500 bis 2000 v. Chr.: Die meisten gelungenen Schädeloperationen der Jungsteinzeit in Mitteleuropa erfolgten zur Zeit
der Trichterbecher-Kultur (vor etwa 4300 bis 3000 v. Chr.),
der Walternienburg-Bernburger Kultur (vor etwa 3200 bis
2800 v. Chr.) und der Schnurkeramischen Kultur (vor etwa
2800 bis 2400 v. Chr.). Die von Medizinmännern der
Walternienburg-Bernburger Kultur vorgenommenen Schädeloperationen sind – nach den Funden mit verheilten
Wundrändern zu schließen – etwa zu 90 Prozent gelun-
gen.

4300–3000 v. Chr.: Als die ältesten Medizinfläschchen
gelten die aus Ton modellierten Kragenflaschen der
Trichterbecher-Kultur in Norddeutschland. Ein solches
kleines kugeliges Gefäß mit engem Hals aus Gellenerdeich
bei Oldenburg (Niedersachsen) hatte Schwefel enthalten,
der im Altertum als Medizin gegen mancherlei Krankheiten
diente.

Um 2100–2000 v. Chr.: Die ersten Rezepte werden in
sumerische Tontäfelchen eingeritzt.

Nach 800 v. Chr.: Der älteste Fund eines Verbandes stammt
aus der älteren Vorrömischen Eisenzeit, die in Mitteleuropa
nach einem österreichischen Fundort als Hallstatt-Zeit
bezeichnet wird. Mit diesem Verband war der nach einer
Verletzung vereiterte Arm eines Menschen umhüllt gewesen, dessen Skelettreste in der Schachthöhle bei Rückers-
dorf unweit von Nürnberg (Bayern) geborgen wurden.

Zwischen dem 8. und 4. Jahrhundert v. Chr.: Die Etrusker in
Italien befestigen künstliche Goldzähne an den benachbar-

ten stabilen Zähnen. Das beweisen Funde aus Gräbern jener Zeit.

Nach 330 v. Chr.: Griechische Ärzte verfassen den „hippokratischen Eid als ethischen Codex.

Vor 1300 n. Chr.: In Italien werden die ersten Augengläser zum Lesen verwendet.

1316: Das erste Lehrbuch der Anatomie erscheint. Verfasser ist der Mediziner Mondino dei Liucci aus Bologna in Italien, der zuvor zwei weibliche Leichen seziert hat.

1345: Die erste Apotheke, in der Arznei verkauft wird, wird in London eröffnet.

1456: In Mainz wird mit den Typen der 36-zeiligen Gutenberg-Bibel das erste medizinische Werk gedruckt. Es handelt sich um einen Aderlass- und Laxierkalender.

1726: Der englische Naturforscher und Geistliche Stephen Hales (1677–1761) misst an einer lebenden Stute zum ersten Mal exakt den Blutdruck eines Tieres.

1754: An der Universität Halle (Saale) promoviert die Arzttochter Dorothea Christiane Erxleben (1715–1762), geb. Leporin, als erste Frau in Deutschland zum „Doktor der Medizin".

1804: Der deutsche Apotheker Friedrich Wilhelm Sertürner (1783–1841) entdeckt das Morphium.

1811: Der aus Schottland stammende Anatom Charles Bell (1774–1842) entdeckt, wie das Nervensystem funktioniert.

1838: Der deutsche Arzt und Chirurg Jacob von Heine (1800–1879) beschreibt auf der Versammlung der deutschen Naturforscher und Ärzte in Freiburg/Breisgau die spinale Kinderlähmung.

1846: Der amerikanische Zahnarzt William Morton (1819–1868) führt bei einer Operation in Boston (Massachusetts) die Anästhesie eines Patienten durch.

1846: Der französische Chirurg und Gynäkologe Joseph Claude Anthèlme Récamier (1774–1852) führt die „Curette" als chirurgisches Instrument zur Ausschabung der Gebärmutter ein.

1851: Der deutsche Physiker und Physiologe Hermann Helmholtz (1821–1894) erfindet den Augenspiegel, mit dem man erstmals die Netzhaut im Augenhintergrund untersuchen kann.

1855: Der Arzt Guillaume Benjamin Armand Duchenne de Boulogne (1806–1875) heilt Nervenkranke mit elektrischem Strom.

1865: Der österreichische Augustinermönch und Botaniker Gregor Mendel (1822–1884) entdeckt die Gesetzmäßigkeiten der Vererbung.

1867: Die Russin Nadeshda Suslowa promoviert als erste Frau an der Universität Zürich zum „Doktor der Medizin".

1871: Der amerikanische Zahnarzt James Beall Morrison (1829–1917) erfindet die Tretbohrmaschine mit bis zu 2.000 Umdrehungen pro Minute.

1873: Der norwegische Arzt Armauer Hansen (1841–1912) entdeckt den Erreger der Lepra.

1874: Marie Heim-Vögtlin (1845–1916) wird erste schweizerische Ärztin.

1882: Der deutsche Bakteriologe Robert Koch (1843–1910) entdeckt den Tuberkelbazillus.

1886: Der deutsche katholische Pfarrer und Naturheilkundige Sebastian Kneipp (1821–1897) veröffentlicht sein Buch „Meine Wasserkur" (bis 1894 bereits 50 Auflagen).

1895: Der deutsche Physiker Wilhelm Conrad Röntgen (1845–1923) entdeckt die Röntgenstahlen.

1899: Der deutsche Bundesrat beschließt am 20. April 1899, Frauen zum Medizinstudium und zu den Prüfungen zuzulassen.

1901: Der österreichische Pathologe und Bakteriologe Karl Landsteiner (1868–1943) entdeckt die Blutgruppen.

1901: Ida Democh legt am 31. März 1901 als erste deutsche Frau in Halle/Saale ein medizinisches Staatsexamen ab.

1902: Die ersten Mischnarkosegeräte für Äther, Chloroform und Sauerstoff kommen zum Einsatz.

1902: Dem niederländischen Physiologe Willem Einthoven (1860–1927) glückt das erste Elektrokardiogramm (EKG).

1903: Das von dem berühmten deutschen Chirurgen Ferdinand Sauerbruch (1875–1951) entwickelte Unterdruckverfahren erlaubt Lungen-Operatio-nen.

1905: Der deutsche Zoologe Fritz Schaudinn (1871–1906) und der deutsche Dermatologe Erich Hoffmann (1868–1959) entdecken den Erreger der Syphilis.

1906: Dem deutschen Zoologen Karl Eduard Zirm (1863–1944) gelingt die erste erfolgreiche Hornhautübertragung.

1906: Der Frankfurter Serologe und Pharmakologe Paul Ehrlich (1854–1915) und der japanische Bakteriologe Sahatschiro Hata (1873–1938) entwickeln „Salvarsan" zur Behandlung von Syphilis.

1910: Die Internisten Georg Kelling (1886–1945) aus Dresden und Hans Christian Jacobeus (1879–1937) aus Stockholm führen die ersten Bauchspiegelungen (Laparoskopien) beim Menschen durch.

1910: Der New Yorker Internist Max Einhorn ernährt zum ersten Mal einen Patienten mit Hilfe einer Magensonde.

1913: Der deutsche Bakteriologe Emil von Behring (1854–1917) nimmt die erste Diphterie-Impfung vor.

1913: Der aus Polen stammende Biochemiker Casimir Funk (1884–1967) entdeckt die Vitamine.

1916: Ferdinand Sauerbruch entwickelt künstliche Glied-maßen wie den so genannten „Sauerbruch-Arm".

1918: Dr. med. Adele Hartmann (1881–1937) darf sich als erste deutsche Frau in München für das Fach Anatomie habilitieren.

1921: Frederik Grant Banting (1891–1941) und Charles Herbert Best (1899–1978) isolieren das Insulin. Die Diabetesforschung beginnt.

1924: Der Internist Georg Haas (1886–1971) nimmt in Gießen mit einer „künstlichen Niere" die erste „Blutwä-sche" (Hämodialyse) vor.

1928: Der britische Bakteriologe Alexander Fleming (1881–1955) entdeckt die Wirkung von Penicillin.

1929: Der deutsche Psychiater und Neurophysiologe Hans Berger (1873–1941) schreibt das erste Elektro-Enzephalo-gramm (EEG) bei Epilepsie.

1929: Der deutsche Chirurg und Urologe Werner Forßmann (1904–1979) führt als erster eine Herzkathede-risierung im Selbstversuch durch.

1929: Die Biochemiker Maurice H. Friedmann und Maxwell E. Lapham (1899–1983) entwickeln eine Labor-methode, um Frühschwangerschaften zu diagnostizieren.

1931: Der deutsche Chirurg Rudolph Nissen (1896–1981) entfernt zum ersten Mal operativ einen Lungenflügel.

1931: Der deutsche Physiker Ernst Ruska (1906–1988) entwickelt in Berlin das Elektronenmikroskop.

1932: Der deutsche Chirurg Rudolf Schindler (1888–1968) entwickelt einen Magenspiegel (Gastroskop).

1937: Die italienischen Ärzte Ugo Cerletti (1877–1963) und Lucio Bini (1908–1964) führen die Elektrokrampftherapie als neue Behandlungsmethode ein.

1939: Der Berliner Kinderarzt Georg Bessau (geboren 1884) führt die vorbeugende Behandlung der Rachitis mit „Vitamin D" bei Säuglingen ein.

1940: Der österreichisch-amerikanische Hämatologe Karl Landsteiner (1868–1943) und sein amerikanischer Kollege Alexander Solomon Wiener (1907–1976) entdecken den Rhesus-Faktor.

1940: Der australische Arzt Norman McAlister Gregg (1892–1966) erkennt den Zusammenhang zwischen bestimmten Missbildungen und der Rötelnerkrankung Schwangerer.

1943: Der niederländische Arzt Willem Johan Kolff (geboren 1911) führt in Holland Versuche der Blutwäsche (Hämodialyse) durch.

1944: Der amerikanische Herzchirurg Alfred Blalock (1899–1964) nimmt in Baltimore (Maryland) zum ersten Mal erfolgreich eine Operation bei einem Kind mit angeborenem Herzfehler vor.

1946: Der amerikanische Virologe John Franklin Enders (1897–1985) entwickelt zusammen mit einer Arbeitsgruppe eine Schutzimpfung gegen Mumps.

1948: Dem amerikanischen Kinderarzt Sidney Farber gelingen erste Teilerfolge bei der Bekämpfung der Leukämie.

1950: Der amerikanische Chirurg Richard H. Lawler nimmt in Chicago die erste Nierentransplantation vor.

1953: Der amerikanische Herzchirurg John Heysham Gibbon (1903–1973) setzt die Herz-Lungen-Maschine bei der Operation am offenen Herzen ein.

1953: Die erste Nierentransplantation von einem lebenden Organspender wird in Paris unter Leitung des französischen Chirurgen Jean Hamburger durchgeführt. Der 16-jährige Marius Renard erhält eine Niere seiner Mutter, die jedoch abgestoßen wird. Marius stirbt am 27. Januar 1954.

1954: Dem amerikanischen Bakteriologen Jonas Salk und seinem Landsmann, dem Kinderarzt und Virologen Albert Bruce Sabin, glückt die Herstellung von Impfstoffen gegen spinale Kinderlähmung (Poliomyelitis).

1958: Der schwedische Herzchirurg Åke Senning implantiert in Stockholm den ersten Herzschrittmacher.

1962: Der deutsche Kinderarzt Widukind Lenz erkennt Thalidomid (Contergan) als Ursache schwerer Missbildungen bei Neugeborenen.

1967: Der südafrikanische Chirurg Christiaan Barnard (1922–2001) nimmt am 3. Dezember im Groote-Shuure-Hospital in Kapstadt (Südafrika) die erste Herztransplantation vor. Das Herz der bei einem Verkehrsunfall ums Leben gekommenen Denise Darvall wird dem 54-jährigen Lebensmittelhändler Louis Washkansky eingesetzt. Der Eingriff gelingt, doch der Patient stirbt 18 Tage später an einer Infektion.

1968: Dem amerikanischen Hämatologen Edward Donnall Thomas glückt die erste Knochenmarkstransplantation. Dafür erhält er 1990 den „Nobelpreis für Physiologie und Medizin".

1976: Der britische Elektroingenieur Godfrey Newbold Hounsfield entwickelt die erste Computertomographie.

1978: In Oldham (England) wird das erste durch Befruchtung außerhalb des Körpers entstandene „Retorten-Baby" geboren.

1981: Die Immunschwäche AIDS wird in Kalifornien als neue Seuche erkannt.

1983: Die Kernspintomographie wird klinisch eingeführt.

LITERATUR

GALARD, Geneviève de: The Angel of Dien Bien Phu: The Sole French Woman at the Decisive Battle in Vietnam, Annapolis 2010

GALARD, Geneviève de / BAZIL, Béatrice: Une femme a Dien Bien Phu, Paris 2003

FREUND HÖRST DU DEN DUMPFEN Schrei? 4. Fortsetzung, Der Spiegel, Nr. 49, S. 87–102, Hamburg 1964

FREUND HÖRST DU DEN DUMPFEN Schrei? 5. Fortsetzung und Schluß, Der Spiegel, Nr. 50, S. 104–114, Hamburg 1964

PROBST, Ernst: Deutschland in der Steinzeit, München 1991

PROBST, Ernst: Rekorde der Urmenschen, München 1992

PROBST, Ernst: Superfrauen 5 – Wissenschaft, Mainz-Kostheim 2001

PROBST, Ernst: Superfrauen 6 – Medizin, Mainz-Kostheim 2001

ROY, Jules: Der Fall von Dien Bien Phu, München und Eßlingen 1964

SCHOLL-LATOUR, Peter: Der Tod im Reisfeld - Dreißig Jahre Krieg in Indochina, München 1990

THÜRK, Harry: Dien Bien Phu. Die Schlacht, die einen Kolonialkrieg beendete, Berlin 1997

WIKIPEDIA (Online-Lexikon) http://wikipedia.org

BILDQUELLEN

old copyright law of Japan (http://www.cric.or.jp/cric_e/
clj/clold.html) and areticle 2 of spupplemental provision of
copyright law of Japan)
Klaus Benz, Fotograf, Mainz-Laubenheim: 52

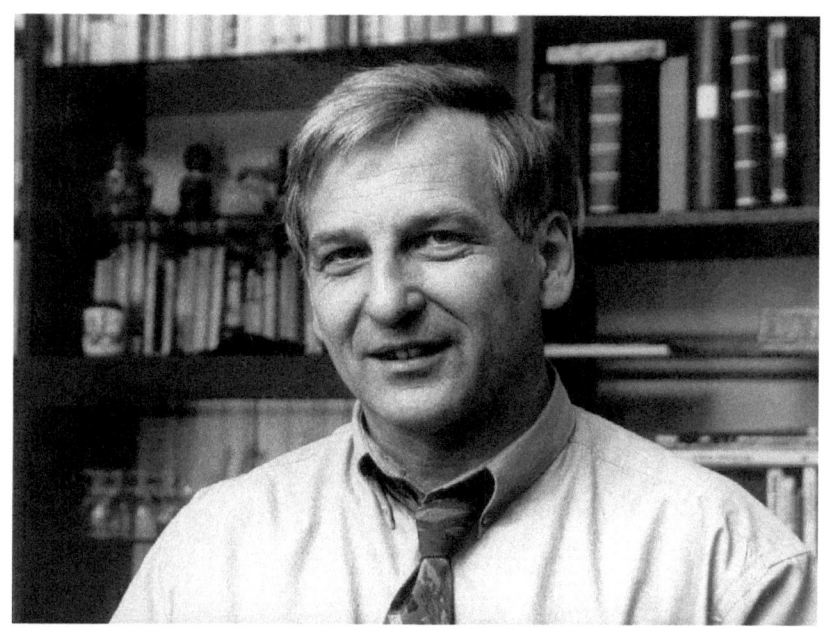

Autor Ernst Probst

DER AUTOR

Ernst Probst, geboren am 20. Januar 1946 in Neunburg vorm Wald im bayerischen Regierungsbezirk Oberpfalz, ist Journalist und Wissenschaftsautor. Er arbeitete von 1968 bis 1971 als Redakteur bei den „Nürnberger Nachrichten", von 1971 bis 1973 in der Zentralredaktion des „Ring Nordbayerischer Tageszeitungen" in Bayreuth und von 1973 bis 2001 bei der „Allgemeinen Zeitung", Mainz. In seiner Freizeit schrieb er Artikel für die „Frankfurter Allgemeine Zeitung", „Süddeutsche Zeitung", „Die Welt", „Frankfurter Rundschau", „Neue Zürcher Zeitung", „Tages-Anzeiger", Zürich, „Salzburger Nachrichten", „Die Zeit", „Rheinischer Merkur", „Deutsches Allgemeines Sonntagsblatt", „bild der wissenschaft", „kosmos", „Deutsche Presse-Agentur" (dpa), „Associated Press" (AP) und den „Deutschen Forschungsdienst" (df). Aus seiner Feder stammen die Bücher „Deutschland in der Urzeit" (1986), „Deutschland in der Steinzeit" (1991), „Rekorde der Urzeit" (1992), „Dinosaurier in Deutschland" (1993 zusammen mit Raymund Windolf) und „Deutschland in der Bronzezeit" (1996). Ab 2000 verfasste er eine 14-bändige Taschenbuchreihe über berühmte Frauen. Von 1986 bis heute veröffentlichte er mehr als 200 Bücher, Taschenbücher, Broschüren und E-Books. Eine seiner Spezialitäten sind Biografien über berühmte Frauen.

Bücher von Ernst Probst

Drei Königinnen der Lüfte in Bayern (zusammen
mit Josef Eimannsberger)
Christl-Marie Schultes. Die erste Fliegerin in Bayern
Sturzflüge für Deutschland. Kurzbiografie der Testpilotin
Melitta Schenk Gräfin von Stauffenberg (zusammen
mit Heiko Peter Melle)
Tony und Bruno Werntgen. Zwei Leben für die Luftfahrt
(zusammen mit Paul Wirtz)

Julchen Blasius. Die Räuberbraut des Schinderhannes
Cortes und Malinche. Der spanische Eroberer
und seine indianische Geliebte
Der Schwarze Peter. Ein Räuber im Hunsrück
und Odenwald
Hildegard von Bingen. Die deutsche Prophetin
Johann Jakob Kaup. Der große Naturforscher
aus Darmstadt
Königinnen des Films 1. Von Lucille Ball
bis zu Sophia Loren
Königinnen des Films 2. Von Anna Magnani
bis zu Mae West
Königinnen des Films in Italien. Anna Magnani –
Giulietta Masina – Gina Lollobrigida – Sophia Loren
Königinnen des Tanzes
Königinnen des Theaters
Machbuba. Die Sklavin und der Fürst
Malende Superfrauen. Sofonisba Anguissola –
Frida Kahlo – Angelika Kauffmann – Paula Modersohn-
Becker – Séraphine Louis – Marianne von Werefkin
Pocahontas. Die Indianer-Prinzessin aus Virginia
Pompadour und Dubarry. Die Mätressen von Louis XV.
Maria Stuart. Schottlands tragische Königin

Elisabeth I. Tudor. Die jungfräuliche Königin
Zenobia.Eine Frau kämpft gegen die Römer
Meine Worte sind wie die Sterne. Die Entstehung der Rede
des Häuptlings Seattle (zusammen mit Sonja Probst)
Der Ball ist ein Sauhund. Weisheiten und Torheiten
über Fußball (zusammen mit Doris Probst)
Worte sind wie Waffen. Weisheiten und Torheiten
über die Medien (zusammen mit Doris Probst)
Schweigen ist nicht immer Gold. Zitate von A bis Z
Weisheiten der Indianer

Veronica Carstens. Die Förderin der Naturheilkunde
Dorothea Erxleben. Die erste deutsche Ärztin
Geneviève de Galard Terraube. Der „Engel
von Dien Bien Phu"
Margarete Mitscherlich. Deutschlands renommierteste
Psychoanalytikerin
Elisabeth Kübler-Ross. Die berühmteste Sterbeforscherin
der Welt

Bestellungen bei: http://www.grin.com